AF494099

QUESTION

DE LA

CÉRUSE ET DU BLANC DE ZINC,

ENVISAGÉE

SOUS LES RAPPORTS DE L'HYGIÈNE ET DES INTÉRÊTS PUBLICS.

Qui fit, Mæcenas.

PAR M. COULIER,

Inspecteur des établissements classés du département de la Seine, chevalier de la Légion d'honneur, etc.

PARIS,

CHEZ J.-B. BAILLIÈRE,

LIBRAIRE DE L'ACADÉMIE NATIONALE DE MÉDECINE,

Rue Hautefeuille, 19.

MAI. — 1852.

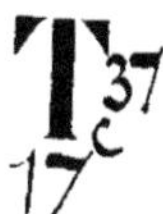

QUESTION

DE LA

CÉRUSE ET DU BLANC DE ZINC,

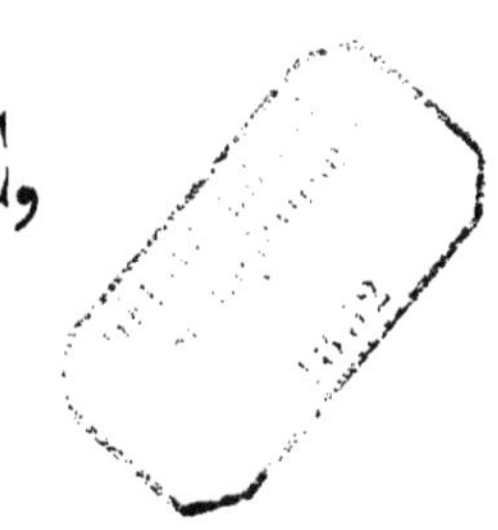

ENVISAGÉE

SOUS LES RAPPORTS DE L'HYGIÈNE ET DES INTÉRÊTS PUBLICS.

Qui fit, Mæcenas....

PAR M. COULIER,

Inspecteur des établissements classés du département de la Seine,
chevalier de la Légion d'honneur, etc.

PARIS,

CHEZ J.-B. BAILLIÈRE,

LIBRAIRE DE L'ACADÉMIE NATIONALE DE MÉDECINE,

Rue Hautefeuille, 19.

MAI. — 1852.

SAINT-CLOUD. — IMPRIMERIE DE Mme Ve BELIN.

Le débat qui existe entre la *céruse* et le *blanc de zinc*, étant près de parvenir à une solution définitive, acquiert un intérêt considérable, et c'est peut-être le moment d'en considérer les éléments sous les rapports de la science et du résultat que l'on espère obtenir.

On annonce publiquement qu'un projet de proscription serait sur le point d'être décrété à l'avantage du zinc contre le plomb, basé sur l'insalubrité de ce dernier et la parfaite innocuité du premier, dans leur emploi.

D'après l'expérience que j'en ai, cette mesure serait en grande partie erronée ; elle reposerait sur une idée fausse. D'une autre part, la proscription prononcée contre un produit chimique serait évidemment contraire à la science parmi nous ; elle favoriserait les fraudes et la contrebande immorale des frontières, occasionnerait un déficit considérable au trésor public et établirait un précédent qu'on a reculé de poser pour l'arsenic ou les allumettes fulminantes, etc., bien autrement dangereux et insalubres.

C'est ce que je vais tâcher de démontrer le plus brièvement possible, dans l'intérêt, non pas de la céruse, mais bien de la science et même de la salubrité et de l'industrie en général, que la mesure de proscription compromettrait de la plus singulière manière.

I. De la céruse.

En traitant de la céruse, je dois appeler l'attention sur les autres combinaisons plombiques connues sous les noms de massicot, de jaune minéral, de mine orange, de minium, de litharge, etc., attendu que leur *importance toxique est la même ;* leur intérêt comme articles de commerce, semblable.

On doit également avoir une idée approchée de leur valeur commerciale ou industrielle ; c'est ce qu'on verra dans la récapitulation suivante des fabriques qui les mettent en emploi, en commençant par les plombiers, les fondeurs de caractères, les souduriers, qui respirent les vapeurs métalliques de ce genre ; puis les pharmacies et les laboratoires de chimie, les teintureries, le flint-glass, le strass, les émaux, les cristalleries, les papiers-porcelaines, la coupellation ; les fabriques d'huiles siccatives, de mastics pour lutages; les broyeurs de couleurs, les peintres, les fabricants de produits chimiques, d'acide acétique, de chromates, de potée d'étain, de faïences et de poteries de terre, de vaisselle d'étain, de comptoirs; et quelques autres dans les arts inconnus, comme les clarifications des alcools, des liqueurs, des sirops, des bières, de cidres, etc.

Comme on le voit, toute une population manie le plomb ou ses composés; des causes sans nombre de coliques saturnines se présentent aux recherches du médeen ; des masses de fonds y sont engagés, et c'est là le véritable côté intéressant, au point même que la salubrité n'est plus qu'un détail, important sans nul doute, mais comme cette insalubrité ne doit s'attribuer qu'aux négligences et à l'indifférence humaines (comme il arrive toutes les fois que la conservation personnelle est engagée), elle semble devoir céder le pas à l'intérêt commercial, qui fournit les moyens d'existence à des milliers d'individus. Je démontrerai d'ailleurs qu'on s'affranchira de l'insalubrité lorsqu'on le voudra, par des mesures appropriées, et que si cette condition n'est pas encore obtenue dans toutes les fabriques, c'est qu'on a cédé à des considérations particulières.

Les quantités de plomb mises annuellement en œuvre sont considérables ; celles de ses combinaisons ne paraissent pas aussi grandes, et j'estime que leur masse ne dépasse pas 10 à 12 millions de kilogr.

La presque totalité des plombs que l'on travaille chez nous, est étrangère et *acquitte des droits de douanes assez élevés*. Ces métaux sont anglais, allemands ou espagnols. La France, peu favorisée en richesses métalliques, se plaint avec raison ; cependant, attendu les droits, on voit que si le commerce a à lutter, du moins le trésor public y trouve une compensation. Il est évident que, sans l'indispensable besoin qu'on en a, on ne s'aviserait pas d'y recourir : l'intérêt qui domine tout, s'y opposerait.

Il est inutile que je m'étende sur les motifs de cet emploi ; il est voulu par les besoins. Il ne peut se remplacer, ou bien il l'est déjà, ou il le sera partout où il sera possible, car il n'y a qu'à laisser opérer l'intérêt humain pour atteindre ce résultat ; et cela sans secousses et sans violences, tout en laissant la liberté d'action aux intéressés, au public, qui sait fort bien combiner la nature de ses besoins, sans qu'il soit nécessaire de forcer son intelligence.

Il serait également peu honorable pour la science, chez nous, de prononcer la condamnation d'un corps chimique, uniquement parce qu'on aura négligé d'améliorer la fabrication et le travail; et cela pour s'abandonner à des illusions trompeuses. La force d'inertie seule rapporterait bientôt cette mesure, que la fraude rendrait d'ailleurs inutile.

On sait que tous les sels plombiques étant introduits dans nos organes, sont toxiques et vénéneux, occasionnent même la mort quand les proportions sont considérables, et les maladies dites coliques saturnines quand elles sont faibles; ce sont des formes morbides que l'on désigne sous les noms d'arthralgies, d'encéphalopathies, de paralysies ou d'œnesthésies saturnines.

Les observations authentiques en ont été faites dans les fabriques mal installées et les hôpitaux; peintres, verriers, étameurs, fondeurs, etc., tous en ont ressenti les effets, et les tableaux dressés par les statisticiens (à la vérité très-douteux) effrayent l'esprit; bien que l'on y remarque l'annotation singulière d'individus morts, *quoique n'ayant pu donner de renseignements sur les causes de leur maladie.*

J'admets donc que l'intensité des affections saturnines a été proportionnelle à la quantité; mais on doit admettre aussi que certaines dispositions que l'on semble se complaire à perdre de vue, y ont fortement contribué; en effet, j'ai vainement recherché les causes secondes dans les publications, il n'en existe pas. Pour ces écrits, ces malades passent immédiatement de la santé à la mort, uniquement par le plomb. C'est, ce me semble, perdre de vue l'importance sur l'organisme des habitudes, des défauts, des faiblesses et des passions; c'est vouloir que tous les malades fussent de la plus sublime moralité!

Avançons néanmoins.

Je connais personnellement plusieurs peintres en bâtiment, travaillant beaucoup, *qui n'ont jamais été malades;* il est utile de dire qu'ils sont très-sobres de boissons. Les buveurs ont toujours la plainte à la bouche, c'est une habitude de cabaret.

Mais, en admettant (car il faut être conséquent) que toutes les classes travaillant le plomb ou ses composés sont susceptibles de contracter l'affection saturnine, on sera donc dans la nécessité de leur appliquer également les précautions hygiéniques ; car, sans cet ensemble, *le but est manqué,* et l'élément des plaintes continue à subsister; ne frapper que la céruse serait une mesure incomplète, et l'on réduirait ainsi des milliers de bras à l'inaction. Admettons néanmoins que l'on interdise seulement la céruse; comme elle est nécessaire, cette nécessité se fera encore sentir davantage; on en fabriquera clandestinement dans les fabriques de produits chimiques, ou on l'introduira par les frontières.

Je ne connais rien de plus contraire à la salubrité publique, que la clandestinéité; elle force à une division de travail et à exécuter ce travail dans des conditions défavorables; conséquemment elle aggrave l'insalubrité. Il y aura un intérêt majeur à fabriquer la céruse en France; on y gagnera des droits de douane énormes, donc on fabriquera clandestinement, donc les inconvénients et les maladies se multiplieront au lieu de diminuer, et la mesure de proscription sollicitée par le zinc, sera contraire à la salubrité.

C'est vainement qu'on annoncera que le blanc de zinc remplaçant la céruse, on n'aura plus besoin de cette dernière ; je réponds que *le blanc de zinc du commerce est presque toujours mélangé de céruse ;* qu'il ne pourrait pas subsister sans cette addition frauduleuse ; donc, par le simple emploi de la peinture zincique, les peintres contracteront, non-seulement les coliques cadmiques, *mais les véritables coliques saturnines.*

La colique des peintres est réelle ; de nombreuses attestations la certifient ; néanmoins c'est passer les bornes d'affirmer que l'on est frappé de mort pour coucher simplement dans une chambre nouvellement peinte, et qu'un homme y a littéralement péri. Evidemment la conscience a manqué dans cette investigation. Il fallait appuyer cette allégation, montrer le plomb dans l'atmosphère ambiante et dans les organes du sujet. Je viens de faire l'analyse de l'air d'une cloche de 3 mètres cubes, infecté par un pot de céruse broyée à l'huile ; l'aspiration a suffisamment montré cette infection ; les papiers réactifs y ont rougi, mais les essais les plus variés et les plus délicats ont échoué quant à la détermination de la présence du plomb volatisé dans cette atmosphère.

Le corps du délit manquant, il ne serait pas irrationnel de retourner la conclusion et de chercher si l'insalubrité n'est pas attribuable à un corps organique volatil, ainsi qu'il a été indiqué par plusieurs recherches, notamment celles de M. *Liebig*.

Le plomb, d'ailleurs, n'est pas le seul métal qui produise les coliques ; le cuivre en fournit d'absolument analogues et qui se confondent en partie. L'entérite mercurielle affecte d'une manière semblable; les coliques végétales; les coliques de Madrid, contractées si souvent chez nos femmes à la mode par un usage abusif et imprudent des boissons glacées; la gastralgie, l'hystérie, la péritonite, la néphrite, l'hépatite et quelques autres, sont dans le cas d'offrir des points de rattache et de confusion, quand ils viennent à se compliquer avec d'autres phénomènes. On les a souvent inscrites sous les titres de coliques saturnines dans nos hôpitaux, avec approbation des patients, menteurs par intérêt; et j'ai vu de ces patients déclarer à la fois le pour et le contre; d'autres déclarer sortir d'une fabrique de céruse quand le contraire était prouvé.

C'est ici que la planchette fixée aux pieds du malade, dans les hospices, acquiert de l'intérêt. Sait-on comment se compose son thème? Est-ce qu'il n'est jamais affecté d'erreur, surtout dans le diagnostic? L'inscription *coliques de plomb* est tellement banale, que c'est par elle que commencent tous les élèves. Et les patients, sont-ils toujours véridiques dans leurs déclarations? Quel est leur but principal? D'exciter la sympathie, de se ménager l'intérêt, d'épargner leur patron s'ils en attendent quelque chose, et de l'accuser dans le cas contraire. Il y a donc quelques objections à faire à l'égard du chiffre des maladies saturnines traitées à Paris; *je les admets*, cependant, si j'avais à juger, je voudrais des preuves morales d'un ordre différent sur leur réalité et leur origine.

Indépendamment de ma connaissance personnelle de plusieurs peintres artistes comme décorateurs qui n'ont jamais été malades, si l'on recherche dans la vie intime des industriels de cette classe, on trouvera que toujours des causes différentes décident de leurs maladies ; les débauches qui conduisent à la phthisie, par exemple, sont les plus caractérisées ; et le tabac, allié aux liqueurs spiritueuses, achèvent souvent des constitutions excellentes. Puis viendra la déclaration si franche, si décisive, faite par le comité central de Lille (p. 138 de son Rapport, 1849-1850), que dans les fabriques de céruse bien montées on ne rencontre ni plaintes, ni malades. Le certificat de M. *Durochelle*, économe de l'hospice Saint-Sauveur de Lille (le seul qui reçoive les ouvriers), constatant que dans l'espace de dix-huit mois, compris entre le 1er janvier 1848 et le 20 juillet 1849, aucun ouvrier travai lant à la céruse n'a été traité pour l'affection métallique ; le certificat de M. *Mayette*, médecin à *Wattignies* et communes environnantes ; celui de M. *Olivier*, médecin à *Moulins-Lille* depuis trente ans, constatant que, depuis les perfectionnements introduits dans la fabrication de la céruse, il n'y a plus de maladies de cette nature.... Et cependant les différentes fabriques de ces communes fournissent les 7/8 de la céruse employée en France ; celle de M. *Poëlman* a obtenu, le 28 juillet 1838, une médaille d'argent grand module qui lui a été décernée par la Société des sciences, de l'agriculture et des arts de Lille, pour ses soins hygiéniques ; et les autres ont obtenu des marques de distinction semblables, soit à Lille, soit à Paris (ou même à Londres), pour la supériorité de leurs produits.

Depuis son installation en 1844, la fabrique de céruse d'Ivry, dirigée avec les plus grandes attentions hygiéniques par M. *Bezançon*, se trouve absolument dans le même cas, et n'a eu aucun malade sérieux. Je dois dire que les prescriptions du conseil de salubrité y ont le plus puissamment contribué, et que leur négligence seule a pu donner lieu à quelques cas provenant de la fabrique de céruse de Clichy, dans ces derniers temps. L'instruction du conseil de salubrité porte la date du 20 septembre 1848, et on la trouve au dépôt des lois, place Saint-Germain-l'Auxerrois.

Qu'on imite ces établissements, et il n'y aura plus de malades ni de prétexte à évoquer.

Le traitement des coliques de plomb, prises à l'origine et sans complication aggravante, n'offre aucune difficulté ; la guérison suit toujours la méthode calmante des opiacés, associés au chloroforme et aux purgatifs, en général. C'est vainement qu'on objectera l'exemple du sujet mort pour avoir couché dans une chambre nouvellement peinte ; *cela n'est pas et ne peut pas être.* On aura transporté un agonisant pour l'achever, et ce qui le prouve, c'est le rapport si consciencieux de M. *Paque*, d'Orléans, qui dit que la mort n'arrive qu'après un grand nombre de rechutes, et chez des individus adonnés à l'ivrognerie et à la débauche : jamais chez les autres. Précisément ce sont ces sortes de caractères que M. *Bezançon* commence par chasser de sa fabrique pour ne pas en être compromis ; et j'approuve cette mesure comme éminemment humaine.

En résumant ces diverses circonstances, on peut conclure que les malades des fabriques de céruse ne sont dus qu'à des négligences, que l'on surmontera lorsqu'on le voudra en adoptant les mesures hygiéniques de MM. *Lefebvre*, *Poëlman* et *Bezançon*, qui occupent un grand nombre d'ouvriers que les hôpitaux ne connaissent jamais ; ou bien en se conformant rigoureusement aux prescriptions du conseil de salubrité.

Ainsi doivent tomber tous les griefs qu'on reproche à une branche d'industrie aussi importante que celle des plombs ou de ses oxides. En débarrassant la question de son entourage mensonger, on devient équitable tout en assurant la liberté du commerce; et moral en maintenant la contrebande belge dans ses étroites limites actuelles : on fait même de la salubrité en prévenant le travail caché de la céruse, comme je viens de le dire.

II. Du blanc de zinc.

J'ai fait raison de quelques erreurs au sujet du blanc de plomb; voyons si dans la proposition de sa substitution par le blanc de zinc cette vérité n'acquerra pas une nouvelle force.

Le zinc métallique est très-employé; il nous vient presque tout de l'étranger. La France est encore pauvre à cet égard; mais je dois faire une remarque peu profitable à son trésor, *c'est que ce métal n'acquitte point de droits de douanes.* Je me trompe; le zinc métallique de première fusion, en saumons, barres ou plaques, paye le superbe droit de 10 centimes par 100 kilogr.; et l'oxide gris-cendré, le même droit. Ce sont les deux seuls qui entrent, tandis que le plomb métallique paye un droit de 5 francs; la céruse, 20, 30 et 35 francs les 100 kilogr., et les autres oxides plombiques, 24, 35 et 37 fr. C'est un avantage immense dont jouit le zinc, et il semblerait équitable de l'assimiler au plomb, puisqu'il a la prétention de se mettre en son lieu et place; évidemment, plus il empiète sur l'autre article, plus il diminue nos revenus.

Le zinc pur est un élément toxique: celui du commerce l'est encore davantage, car il contient toujours du cuivre et de l'arsenic.

Le zinc est avec raison compris parmi les métaux toxiques de l'ordonnance de police du 7 novembre 1838, encore en vigueur; et c'est par une sage mesure proposée par le *Conseil de salubrité*, qu'on a enlevé les toitures en zinc des barraques de nos halles, dans la crainte que les marchands ne se servissent des eaux pluviales qui en découlaient. *Guyton-Morveau*, dès 1781, avait signalé le danger auquel étaient exposés les ouvriers des fabriques de blanc de zinc. Cependant, d'autre part, M. *Gaultier de Claubry* a proclamé la parfaite innocuité des composés zinciques; c'est une contradiction inexplicable chez un des chimistes les plus instruits comme les plus consciencieux.

J'ai fait arracher et détruire de nombreux vases, bassins, balances et autres instruments de zinc, chez nos charcutiers et nos boulangers; le sel, les saumures, les viandes, les pâtes molles étant susceptibles de se saturer de ce métal. Les auteurs sont d'ailleurs unanimes pour reconnaître que le zinc possède la plus grande facilité à s'unir au chlore et aux autres corps électro-négatifs; d'où on doit conclure le danger de son emploi, puisque nous venons de voir que ses propriétés sont à la fois très-puissantes et délétères. Je dois ajouter ici que notre plus célèbre toxicologue, M. *Orfila*, a pu administrer des proportions assez grandes de sels zinciques à des chiens, sans que la mort s'ensuivît; mais on n'en peut rien conclure pour l'homme, dont l'estomac présente des éléments de réaction très-puissants, et même des acides libres.

Dans l'appréciation des documents entre mes mains

je possède tous les auteurs), il semblerait donc que ce métal serait moins insalubre que le plomb et que ses manipulations seraient moins dangereuses. Cependant tous les médecins reconnaissent que les composés zinciques sont styptiques et astringents, qu'ils excitent les vomissements; et M. *Bouchut* a signalé les maladies dont les ouvriers en zinc sont affectés et qui mettraient sa nocuité hors de doute, en établissant l'intoxication cadmique la plus évidente. Son ouvrage néanmoins tend à prouver que l'oxide de zinc n'a aucune action toxique dans l'estomac : mais cette erreur tombe d'elle-même; l'estomac humain contient toujours de l'acide hydrochlorique libre, et l'oxide de zinc s'y dissout parfaitement; M. *Chevallier* (*Journal de Chimie méd.* 1838, p. 265) a mentionné un cas d'empoisonnement occasionné par du vin qui avait séjourné pendant quelques heures dans un vase de zinc; et en se pénétrant bien de la théorie des dissolutions métalliques, on doit voir que le métal s'oxide d'abord, et que c'est cet oxide qui se dissout ensuite.

Des notes ont été lues à l'Académie des sciences sur des cas de traitement de malades provenant des fabriques de blanc de zinc; elles ont été controversées, et j'admettrai pour le moment que ces cas étaient accidentels, dus au travail des mélanges, aux mensonges si l'on veut, je ne demande pas mieux; cela ne prouverait pas que ce produit n'est pas insalubre; je ne dois convaincre ici que d'une chose, c'est qu'avec certaines précautions, on évitera partout les effets métalliques, et conséquemment on fait crouler la base des plaintes.

Ainsi, les effets toxiques seraient tout aussi bien démontrés pour le zinc que pour le plomb : on les éviterait avec des précautions; mais on est porté à conclure que si ces effets doivent conduire à la proscription du plomb, le zinc les partageant, doit partager le même sort.

Sans entrer dans la discussion des qualités du blanc de zinc, attendu que si ce blanc en possède qui soient supérieures à celles de la céruse, cette peinture acquerra bientôt une faveur incontestable aux yeux du public, on voit que le commerce seul est apte à apprécier. Je me contenterai seulement de citer à cette occasion, l'opinion de M. *Dumas* (et je suis heureux de posséder une autorité aussi authentique qu'invariable dans ses opinions) qui dit, p. 195, vol. III, *Chimie appliquée aux arts : Que c'est une poudre fine dont les grains n'ont aucune adhérence ;* j'ajouterai que je possède vingt échantillons (dont un portant la marque de la fabrique), qui sont mélangés de céruse; ce qui laisse penser que cette matière n'est souvent employée que mélangée de blanc de plomb, ainsi qu'on l'annonce dans le public.

Ainsi, on falsifie le blanc de zinc par la céruse; donc il faudra toujours de la céruse, soit française, soit étrangère, légale ou clandestine; donc ce blanc ainsi fraudé produira des coliques; d'où je conclus que les motifs élevés contre cette céruse, ou en faveur du blanc de zinc, ne sont ni assez connus, ni appréciés dans leur ensemble : ceci est important.

Les combinaisons zinciques n'ont que des usages restreints. Il est à désirer qu'on en trouve qui les fassent prospérer avec une légale concurrence aux autres peintures; mais comme dans la pratique son extrême légèreté offre un inconvénient réel, il est évident qu'on *recourra toujours aux mélanges, au zinc flanqué,* pour atteindre à peu près aux qualités requises; et si jamais une juste décision financière vient à frapper ce métal d'un droit proportionnel de douanes, on peut prévoir que ses usages seront pour la deuxième ou la troisième fois abandonnés.

III. Comment on contracte les coliques métalliques à Paris.

Je n'ai pas la prétention d'être au grand complet dans les indications qui vont suivre; les manipulateurs de la matière alimentaire possèdent évidemment des secrets culinaires, dont ils augmentent l'action par l'emploi irréfléchi des métaux; réputés innocents parce qu'ils sont bien luisants ou même étamés. Je me borne à quelques faits, reconnaissant que ces artistes sont éminemment savants dans l'art démoniaque de l'insalubrité et de l'empoisonnement.

On se rappelle l'intoxication saturnine observée à *Claremont* et occasionnée par l'eau potable qui y était amenée par des conduits de plomb. C'est le cas où l'on doit se trouver avec toutes les eaux contenant des nitrates, et celles de Paris en renferment, suivant l'analyse de MM. *Boutron-Charlard* et *O. Henry*, des proportions appréciables.

Je connais plusieurs propriétaires qui ont conservé leurs eaux à boire dans des vases de plomb; ils ont tous été malades. Et dans le cours de mes inspections, j'ai provoqué la suppression de nombreux bassins de plomb, chez nos boulangers et restaurateurs.

Dans le Poitou, la Normandie et quelques autres pays, on corrige encore aujourd'hui l'acidité des cidres et des vins, par la litharge ou les autres préparations de plomb. On a eu dernièrement plusieurs exemples d'un emploi semblable à Paris, approuvé même par un pharmacien établi, pour la clarification des cidres.

Je suppose volontiers que l'on n'adoucit plus le vin aigri par la litharge; cependant ce n'est qu'une simple supposition, que je vais détruire à l'instant.

En effet, tous les comptoirs des marchands de vins sont intérieurement en plomb; ces marchands n'en veulent pas d'autres; le plomb améliore le vin, il l'adoucit, selon eux; et les coliques métalliques de se multiplier par le double effet de l'ignorance et de la cupidité. J'attribue aussi aux petits plombs qui restent constamment attachés aux fonds des bouteilles, et qui ont subi l'action dissolvante du liquide, un effet semblable.

On voit par là que les vins communs débités au public sont tous lithargirés et plombiques; ils sont même tous cuivrés, et pour s'en convaincre, il n'y a qu'à *admirer* l'état de décapage parfait des douilles d'entonnoirs et de robinets à demeure, chez les débitants. J'ai vu des exemples réellement surprenants, en ce genre, dans mes inspections de la Californie, de la barrière du Maine, etc.; et cela sans que rien puisse y faire; il faut des robinets, il faut des entonnoirs, et les marchands de cuivres poussent à la vente de leurs produits!

On sait que les poteries communes sont à émail plombique et que ce sont les seules dont le peuple puisse disposer. J'en ai obtenu la suppression dans les charcuteries; mais les familles pauvres, qui y font leurs soupes maigres, aux herbes acides; qui les y laissent refroidir? Le bouillon de bœuf même, dans ce cas, dissout une proportion notable de plomb et contribue ainsi à l'infection sur une très-vaste échelle. Ces effets se prononcent particulièrement au printemps, époque de l'oseille et des herbes nouvelles. Les malades ne déclarent pas ces sortes d'intoxications, parce qu'ils en ignorent; ils ont mal à l'estomac et croient cela naturel.

Le philosophe peut seul reconnaître ces faits et gémir sur l'impossibilité d'y porter remède. A l'hôpital, on reconnaît l'intoxication saturnine, et le greffier écrit *céruse*, toujours *céruse*.

On croit que parce qu'un vase est étamé, il doit être d'une innocuité parfaite; c'est encore une erreur. Cet étamage n'est pas une combinaison entre les métaux, mais une simple superposition qui s'use très-rapidement, et qui n'est même jamais assez parfaite pour ne pas laisser beaucoup de points du fond à nu. Eh bien! on laisse sans scrupule refroidir la nourriture acide, épicée et condimentée; le chocolat, le lait, et autres, dans des cuivres étamés. C'est à ces sortes de négligences que l'on doit attribuer les coliques qu'on éprouve, après un bon dîner payé très-cher, dans les restaurants de la capitale.

Pour le peuple, considérant l'effrayante batterie de robinets de cuivre qui est exposée chez tous nos liquoristes, et reportant ensuite cette considération sur celle qui résulte des qualités distinctives des débitants, c'est-à-dire leur ignorance profonde, leur imprudence coupable et leurs négligences inexcusables (ce dont j'ai jugé souvent par l'inspection de leur arrière-cuisine, du travail); puis ajoutant à cet ensemble de causes la culpabilité réelle de quelques-unes de leurs opérations, comme de verdir les liqueurs (eau-de-vie de Dantzick), les prunes, les cornichons, etc., par le cuivre, on se convaincra qu'il est difficile d'échapper aux coliques, auxquelles même l'enfance est exposée dans les plus doux de ses plaisirs, les sucreries. Il y a, sans doute, des exceptions à ces données générales, mais elles sont rares.

Il est malheureux que les perfections culinaires conduisent à cette intoxication forcée, sans qu'aucune prescription, aucune loi, aucune ordonnance de police puisse s'y opposer d'une manière efficace. J'ai recommandé les robinets de cristal, aujourd'hui à vil prix et très-solides, mais inutilement.

Comme on le voit, il reste beaucoup à faire et à gagner sur les habitudes populaires, pour éviter les coliques ou les maladies auxquelles d'imprudentes manipulations donnent lieu, et ce n'est pas la proscription contre la céruse qui les préviendra; au contraire, cette proscription en augmentera le nombre, comme je viens de le dire.

Faut-il s'arrêter à ces renseignements incomplets? Je le crois, ils doivent suffire en attendant la publication de mon travail sur les *matières alimentaires* de Paris; on doit entrevoir déjà que le système de l'alimentation parisienne, que l'industrie, que les habitudes vicieuses, etc., sont aussi prolifiques des maladies saturnines ou métalliques, que les travaux des fabriques et de toutes les autres causes réunies; conséquemment que les hôpitaux auront toujours à les traiter. Ces renseignements montreront comment le département de la Seine, avec ses deux petites fabriques de céruse, dont l'une n'a jamais de malades, a pu envoyer 3,142 malades en traitement pendant 10 ans, selon MM. *Chevallier* et *Bouchut;* lorsque, dans le même espace de temps, les fabriques de Lille qui produisent les trois quarts des céruses qui s'emploient en France, et par conséquent cinq et six fois plus que les deux fabriques de Paris, auraient dû traiter 10 à 12 000 malades en suivant la proportion de ces médecins, c'est-à-dire 1,000 à 1,200 par an : tandis qu'en réalité il n'y en a pas eu du tout, ou un nombre si petit et d'un si faible caractère, d'après l'assertion des médecins les plus honorables, MM. *Olivier, Mayette* et *Durochelle* (praticiens de 30 années dans les fabriques de Lille), qu'on est forcé d'adopter mes conclusions, en rejetant tous les chiffres de la statistique, comme manquant par la base. Il n'y a qu'à Paris où il se présente autant de maladies métalliques, et en lisant cet exposé, on sera conduit à en apprécier les véritables motifs.

IV. Conclusion.

On voit par ce qui précède, que le débat existant entre la céruse et le blanc de zinc, est du ressort de l'intelligence humaine autant que tous les autres accidents, et que la question n'a point à s'occuper de l'insalubrité, qui, si elle ne lui est pas entièrement étrangère, du moins ne l'est-elle pas plus que les autres travaux auxquels l'industrie assujettit l'homme.

Quant aux ouvriers, on doit reconnaître aussi, que généralement ceux du département de la Seine occupent le dernier rang dans l'échelle sanitaire. Ils appartiennent à tous les pays et ne viennent à Paris que dans l'impossibilité de se maintenir en province. Ils y viennent dans les conditions les plus favorables à contracter les maladies, et ils montrent pour leur santé une incurie qui met obstacle à toute mesure préservatrice. Paris est donc leur dernière ressource, et ils y sont dans l'état moral ou physique le plus infime. Ces corps usés viennent expirer dans nos hospices, leur dernier asile, leur unique ressource.

Les bons ouvriers, au contraire, sachant maintenir leur santé par des ménagements de société, restent chez eux, y forment famille, naissent, vivent bien et meurent tranquillement dans les bras des leurs.

Ce simple rapprochement explique déjà le résultat, savoir, de nombreux malades dans les hospices de Paris, peu dans ceux de la province. A Paris, ils continuent l'œuvre commencée; leur organisme s'y trouve soumis à des conditions de nourriture qui avancent encore l'époque de leur fin prochaine, que la débauche et les désordres ne précipitent que trop.

On vient de voir que les causes des maladies métalliques sont multiples à Paris; que leurs effets ont été exagérés; qu'on les évitera presque toujours par les précautions; que le travail du zinc offre des inconvénients analogues; que la substitution de la céruse par le blanc de zinc est un tort notable fait à notre trésor, et que la libre concurrence est la condition la plus morale à maintenir.

D'autre part, en recourant à un arrêt de proscription contre la famille des plombs, on sera forcé, par des motifs plus humains encore, de faire partager cet exil au cuivre et à l'arsenic, aux allumettes fulminantes, causes incessantes d'insalubrité, d'incendie et d'empoisonnements publics; les motifs de l'insalubrité sont les mêmes, et leurs succédanés existent. L'arsenic n'est employé qu'à commettre des crimes ou à chauler les blés; les crimes, on peut à la rigueur s'en passer, et quant au chautage, celui de l'arsenic a été depuis longtemps remplacé par MM. *Matthieu de Dombasle*, *Payen* et les plus célèbres agronomes de notre époque. Les cuivres et le zinc peuvent avantageusement se remplacer par les fers et les fontes; c'est ce que j'ai exécuté d'une manière victorieuse pour les charcuteries du département de la Seine. Les allumettes chimiques ne sont qu'une invention récente, et on vivait très-bien sans elles avant cette époque. Mais en supposant la possibilité de l'arrêt de proscription, dont il est question dans le public, il restera toujours la question dominante, le motif enfin; évitera-t-on l'insalubrité, et l'administration des hospices verra-t-elle diminuer son chiffre de dépenses? Non, car j'ai dit que les coliques se contractaient de diverses façons; que le blanc de zinc est souvent mêlé de céruse; qu'on fabriquera cette céruse clandestinement quand elle sera prohibée, ou que la Belgique la fournira frauduleusement en compromettant d'autant la salubrité publique.

Indépendamment de cette vérité, j'ai montré que cette marche de l'affaire faisait un tort réel aux recettes de nos douanes, s'il n'y est remédié par un droit proportionnel sur le zinc; enfin, j'ai montré que les coliques métalliques transudent par tous les pores de notre position sociale à Paris, et que l'espérance d'une amélioration dans les hôpitaux ne sera pas obtenue par le veto en question, ni par aucune mesure.

L'esprit humain n'admet pas la possibilité de vouloir obtenir à la fois le pour et le contre, le bien et ce qui lui est contraire par une même cause; que la céruse soit seule ou alliée, qu'elle soit fabriquée en France ou frauduleusement introduite aux frontières belges, elle doit peser sur le budget des hospices, si en effet elle pèse autant qu'on le prétend.

Il résulte évidemment de ces recherches, que la seule difficulté qui reste à lever, le point unique qui soit à considérer après ce que je viens de dire des ouvriers du département de la Seine, c'est de combattre les causes d'intoxication par des mesures hygiéniques, sous peine d'ignorance ou d'incapacité; c'est de les vaincre sans accorder de primes déshonorantes au profit des uns et au détriment des autres. On croirait à la concussion.

Cet argument est décisif; c'est vainement qu'on inventera des théories contraires; ni la subtilité de l'esprit, ni l'élégance de la plume ne peuvent détruire les faits. L'intérêt qui les guide est trop évident et les rendra toujours suspectes; il montre le but, l'humanité n'est qu'un prétexte, et le bien public est sacrifié à l'ambition particulière.

C'est ce que j'ai prétendu éclaircir. Les vues des parties me paraissent dictées par un esprit de monopole, et décèlent une affaire de bourse tendant à la hausse, aux dépens du public et du trésor.

Avec bien plus de motifs fondés et avantageux, les compagnies du fer pourraient-elles se liguer pour expulser le zinc comme métal étranger et insalubre; pour remplacer le cuivre vénéneux tout aussi dangereux. Ah! pour le coup, cette mesure rationnelle dictée dans l'intérêt immédiat de la population, obtiendrait l'approbation générale; mais loin de là, tout n'est qu'intrigue d'argent, et les spéculateurs ne sont pas des philanthropes; ce qui montre, par parenthèse et pour terminer, que la moralité perd tous les jours du terrain parmi nous.

www.ingramcontent.com/pod-product-compliance
Ingram Content Group UK Ltd.
Pitfield, Milton Keynes, MK11 3LW, UK
UKHW020530180726
13839UKWH00005B/2424